# MÉMOIRE

SUR LES

# TROUBLES OCULAIRES

## DANS LES MALADIES DE LA MOELLE ÉPINIÈRE

# MÉMOIRE

## SUR LES

# TROUBLES OCULAIRES

### DANS LES

### MALADIES DE LA MOELLE ÉPINIÈRE

PAR

## Le docteur G. Dujardin-BEAUMETZ

Chef de clinique à la Faculté de médecine, ancien interne lauréat des Hôpitaux,
lauréat de la Faculté, etc., etc.

MÉMOIRE LU A LA SOCIÉTÉ MÉDICALE D'OBSERVATION A LA SÉANCE
DU 23 NOVEMBRE 1867

PARIS

IMPRIMERIE ROCHETTE ET Cⁱᵉ

72-80, boulevard Montparnasse, 72-80

1868

# MÉMOIRE

SUR LES

# TROUBLES OCULAIRES

## DANS LES MALADIES DE LA MOELLE ÉPINIÈRE

————————

Dans ces dernières années, l'étude des maladies de la moelle a fait de grands progrès; la description plus minutieuse des symptômes, des connaissances histologiques très-étendues, des notions physiologiques plus exactes sur les fonctions de l'axe médullaire, nous ont permis de connaître d'une manière à peu près complète et les lésions qui accompagnent les maladies de la moelle épinière, surtout celles à marche chronique, et les symptômes qu'elles produisent. Cette étude nous a montré ce fait singulier et jusqu'alors ignoré, qu'outre les phénomènes que l'on voit d'ordinaire accompagner les affections médullaires, altérations du mouvement, de la sensibilité et autres, il en est qui se produisent dans les organes plus ou moins éloignés de la partie atteinte; les troubles oculaires sont de ce nombre, et c'est sur eux que nous désirons aujourd'hui appeler l'attention bienveillante de la Société médicale d'observation.

Ce n'est pas dans les traités d'ophthalmologie que l'on rencontre les premières indications du sujet qui nous oc-

cupe ; tous les ouvrages spéciaux publiés en France anté-
rieurement à la communication de M. Duchenne (de Boulogne) à l'Institut, sur l'ataxie locomotrice progressive, sont
muets à cet égard ; depuis, cette lacune a été comblée : l'a-
maurose, le strabisme, liés à une maladie de la moelle, sont
maintenant indiqués dans les traités d'oculistique. C'est, au
contraire, l'étude approfondie des maladies de la moelle épi -
nière qui a mis les médecins à même de connaître ces phénomènes oculaires. Observés en Allemagne, en Angleterre,
en France, ces troubles oculaires sont désormais recherchés
avec grand soin, et nous pouvons baser ce travail sur un
nombre suffisant d'observations ; mais, pour éviter les ob-
jections qui pourraient nous être adressées sur la valeur de
certains faits, nous ne nous appuierons ici que sur les cas où
l'autopsie a révélé, d'une part, les lésions médullaires, et,
de l'autre, l'intégrité de l'encéphale. Une fois cette réserve
faite, nous aborderons immédiatement l'historique de la
question.

## HISTORIQUE

Parmi les observateurs qui, les premiers, ont signalé ces
troubles oculaires coïncidant avec les maladies de la moelle,
les Allemands doivent occuper la place la plus importante.
En 1833, E. Horn traçait l'histoire d'un homme atteint d'incoordination du mouvement dans les membres supérieurs
et inférieurs, et qui présentait une amblyopie amaurotique
très-avancée. Cet homme, qui mourut après treize ans de

maladie, présenta, à l'autopsie, une atrophie de la moelle au niveau de la queue de cheval, et un ramollissement de la substance grise centrale à la hauteur de la sixième vertèbre dorsale. Le cerveau, d'ailleurs, était intact, mais les racines, le chiasma, les cordons des nerfs optiques étaient atrophiés (1).

L'année suivante, Hufeland (2), dans sa *Médecine pratique*, en signalant les symptômes qui accompagnent cette maladie de la moelle, que les Allemands décrivaient sous le nom de *Tabes dorsualis*, et dont la cause prochaine est pour cet auteur l'atrophie de la portion inférieure de la moelle, indique la paralysie des sens et surtout des yeux.

Jacoby, en 1842, relate l'observation d'un malade atteint de tabes dorsualis, et qui présentait aussi une double amaurose. L'autopsie révéla l'atrophie des cordons postérieurs de la moelle et celle des nerfs optiques dans toute leur étendue. L'auteur a soin d'insister sur l'intégrité du cerveau et des autres nerfs crâniens (3).

En 1840, Romberg (4) va plus loin encore; non-seulement il signale l'amaurose, mais encore le strabisme comme pouvant accompagner les maladies de la moelle. Il montre, dans les observations, et l'atrophie des cordons postérieurs, et les lésions des nerfs optiques et des nerfs moteurs. Enfin il a le mérite de noter le premier les troubles oculo-pupillaires qui peuvent se produire dans les maladies de l'axe médullaire.

En 1844, Steinthal (5) considère l'amblyopie amaurotique comme un des symptômes de la sclérose des cordons postérieurs de la moelle, et cite à l'appui l'observation d'un mé-

---

(1) E. Horns. Archiv., 1833, page 63.
(2) Hufeland. Méd. prat., trad. Didier. T. I, page 460. Paris, 1838.
(3) Jacoby. Exemplum tabes dorsualis. Berolini, 1842.
(4) Romberg. Lehrbuch der Nervenkrankheiten. Berlin, 1840.
(5) Steinthal (Hufelands journal. 1844).

decin de campagne dont Romberg avait déjà parlé , et qui était atteint d'un tabes dorsualis avec amaurose double ; la nécropsie révéla chez ce malade , outre la dégénérescence des cordons postérieurs , l'atropie du chiasma et des nerfs optiques dans toute leur étendue, ainsi que celle des nerfs moteurs oculaires, mais à un degré moindre.

Deux ans après, Schulte (de Cranwinkel) (1), revenait sur les troubles oculo-pupillaires se présentant dans le cours des maladies de la moelle , et que Romberg avait déjà signalés et qu'un de ses élèves, Albert Amberg (2), en 1855, devait encore étudier avec plus de soin. Ce dernier auteur, en effet, montrait que ces phénomènes oculo-pupillaires étaient liés à l'altération de cette partie de la moelle, que les physiologistes ont appelée centre cilio-spinal et où le sympathique cervical prend son origine.

Ainsi donc , comme le fait observer M. Jaccoud (3) dans son remarquable Traité des paraplégies, où nous avons puisé la plus grande partie de cet historique, la connaissance des troubles oculaires qui accompagnent l'atrophie et la dégénérescence de la moelle, était en Allemagne, depuis 1846, un fait acquis à la science.

Cependant, en 1856, Ludvig Turck (4), qui a fait le premier une description aussi complète des lésions micrographiques du tabes dorsualis n'a pas signalé les troubles oculaires comme un des symptômes de cette maladie. Ce travail est pourtant basé sur quatorze autopsies de sujets morts de maladies chroniques de la moelle épinière, et, dans une de ces observations, on trouve indiquée une atrophie avec dégénérescence gélatineuse des nerfs optiques.

---

(1) Schulte zi Cranwinkel De tabe dorsualis. Berlin, 1846.
(2) Amberg. De tabe dorsuali. Berolini, 1846.
(3) Jaccoud. Traité des paraplégies, p. 578.
(4) Ludvig Türck. Die Degeneration, etc.

Remak (1), en 1862, donnait comme caractéristique d'une forme spéciale de tabes dorsualis qu'il appelait cervicalis les troubles oculo-pupillaires. En 1863, Friedreich (2) appelait le premier l'attention sur une forme nouvelle des troubles oculaires accompagnant les lésions chroniques de la moelle, et qui consiste dans des mouvements involontaires des muscles de l'appareil de la vision.

Enfin, Eisenmann (3) et Leyden (4), dans leurs travaux sur l'ataxie locomotrice, reviennent à plusieurs reprises et insistent longuement sur les troubles que nous étudions ici.

En Angleterre, les travaux sont moins nombreux et moins complets. Dans les observations d'Abercombie, en 1836, de Stanley (5), de Webster (6), en 1843, de Tood(7), en 1847, nous ne trouvons signalé aucun des troubles oculaires. Gull (8) le premier, en 1858, relate l'histoire d'un homme de 28 ans qui présentait des symptômes de paralysie incomplète avec incoordination des mouvements, et qui offrait une double amblyopie avec dilatation des pupilles. A l'autopsie, on trouva une atrophie des cordons postérieurs de la moelle.

En France, c'est en 1827 que l'on trouve la première observation dans laquelle on constate des troubles oculaires survenant dans le cours d'une maladie de la moelle épinière.

C'est à Hutin (9) que l'on doit la relation de ce fait ; il s'agit d'un homme présentant des troubles de la mobilité et

---

(1) Remak. Ueber, tabes dorsualis, 1862.

(2) Freidreich. Ueber degenerative atrophie des spinalen. Hinterstrange. 1863. Trad. Arch. gén. de méd., 1863.

(3) Eisenmann. Die Bewegüngsataxie. Wien, 1862.

(4) Leyden. Die grane Degeneration der interen Ruchenmarcksstreinge. Berlin, 1863.

(5) Stanley. Méd. chir. trans. T. XXIII, p. 1 et 18.

(6) Webster. Méd. chir. trans. 1844, p. 1 et 18.

(7) Tood. Art. phys. of the nervous system. London, 1847.

(8) Gull. Guys hopit. reports. London, 1856 et 1858.

(9) Hutin. Nouvelle biblothèque méd. 1827, p. 77.

de la sensibilité dans les membres inférieurs et qui était atteint d'une double amaurose.

A l'autopsie on trouva une altération des cordons postérieurs de la moelle et les nerfs optiques depuis leur origine jusqu'à leur terminaison atrophiés et réduits à leur partie membraneuse qui présentait une teinte jaunâtre très-foncée.

Puis viennent les ouvrages d'Olivier d'Angers et du professeur Cruveilhier

Le premier de ces auteurs (1) cite, dans son important traité des maladies de la moelle épinière, une observation empruntée au travail de M. Monod (2), et publiée, en 1832, dans les bulletins de la Société anatomique; il s'agit d'un nommé Melheim, tailleur, âgé de 48 ans qui était entré à Bicêtre le 2 avril 1827 ; à 35 ans cet homme avait éprouvé, en même temps que des troubles dans la motilité et la sensibilité des membres inférieurs, un affaiblissement de l'œil gauche; les phénomènes allèrent en s'aggravant tant du côté de la paralysie des membres que du côté de la vue à ce point qu'à son entrée à Bicêtre ce malade était incapable de sortir de son lit et presque complétement aveugle. Il mourut le 29 juillet 1827 des suites d'une cystite. A l'autopsie le cerveau et les nerfs optiques étaient sains, la moelle épinière présentait une induration extrême, et les cordons postérieurs offraient une teinte grisâtre qui avait fait penser à l'observateur que la substance grise de la moelle était à nu en ce point.

Dans l'impérissable ouvrage du professeur Cruveilhier, on trouve aussi l'observation d'une jeune fille amaurotique et offrant une paraplégie du mouvement. A l'autopsie on rencontra une atrophie des nerfs optiques dans toute leur

---

(1) Olivieri (d'Angers.) Mal. de la moelle épinière. T. II, p. 455. troisième édition.

(2) Monod. De quelques maladies de la moelle. Bul. de la Soc. anat. page 55. 1832.

étendue, une coloration anormale des corps genouillés et une altération de la moelle caractérisée par une teinte gris-rosé des cordons postérieurs (1).

En 1845, M. Frédault (2) communiquait à la Société anatomique le fait suivant : Une cuisinière éprouva, à l'âge de 35 ans, des phénomènes paralytiques dans le côté droit du corps avec du strabisme et de la diplopie, puis les mêmes phénomènes se produisirent dans le côté gauche, de façon qu'à son entrée à la Salpêtrière dans le service de M. Manec le 11 janvier 1845, cette femme ne pouvait ni marcher, ni diriger ses membres supérieurs et présentait un double strabisme convergeant. Cette malade succomba aux progrès d'une phthisie pulmonaire. On trouva une altération gélatiniforme des cordons postérieurs de la moelle, l'intégrité complète du cerveau sauf une légère injection, les nerfs qui naissent du bulbe paraissaient plus maigres qu'à l'état normal.

Landry (3) en 1855, dans son remarquable travail sur la paralysie du sentiment d'activité musculaire, cite, parmi ses observations, celle d'une femme qui, avec des troubles très-profonds du mouvement et du sentiment offrait les altérations suivantes de la vue. Du côté droit, il y avait cécité presque complète; du côté gauche, les milieux transparents étaient sains, mais l'iris, quoique contractile, présentait une atrésie très-considérable de la pupille, ce qui lui donnait une forme quadrilatère. Cette description ne permet-elle pas de penser que l'on avait affaire ici à un de ces troubles oculo-pupillaires que nous avons déjà vus signalés par les Allemands et que nous verrons tout à l'heure bien étudiés par les médecins français ? La nécropsie de cette

---

(1) Cruveilhier. Anatomo-pathologie de la moelle. T. V.

(2) Frédault. Bull. soc. anat.. 1845.

(3) Landry. De la paralysie du sentiment d'activité musculaire. *Monit. des hopit.*, 1855.

malade permit de constater, dans la région postérieure de la moelle huit ou neuf petites masses probablement de nature tuberculeuse.

Jusqu'ici les observateurs que je viens de citer n'avaient pas attaché une importance toute spéciale aux troubles oculaires ; ignorant les travaux qui s'étaient produits en Allemagne ils ne cherchaient pas à trouver dans ces troubles oculaires un des symptômes habituels de certaines lésions chroniques de la moelle. C'est à M. Duchenne (de Boulogne) que revient l'honneur d'avoir, le premier en France, attiré l'attention du monde savant sur cette partie de la pathologie, et, sans la communication qu'il fit en 1858 à l'Académie des sciences, sans le puissant appui que ses idées trouvèrent près de M. le professeur Trousseau, toutes les observations que nous avons signalées ici seraient peut-être tombées dans l'oubli, tous les travaux de l'École allemande sur ce sujet nous seraient sans doute encore inconnus, toutes ces recherches qui ont éclairé d'un jour tout nouveau cette partie de la pathologie n'auraient pas été tentées. M. Duchenne (de Boulogne) (1) signalait, comme un des symptômes de la maladie qu'il dénommait ataxie locomotrice progressive, les troubles de la vue : il est vrai que ce médecin laissait la question d'anatomie pathologique dans le doute et considérait, dans ce premier mémoire, l'ataxie locomotrice comme une névrose.

Mais les travaux de MM. Bourdon et Luys, Duménil, Charcot et Vulpian, Marotte, Vigla, Oulmont, etc., montrèrent l'altération constante de la moelle ; et c'est grâce à tous ces travaux, sur lesquel nous aurons à revenir plusieurs fois dans le cours de ce travail, que l'anatomie pathologique de la sclérose de la moelle est parfaitement connue ; il faut ajouter, pour compléter la liste de ces au-

---

(1) Duchenne (de Boulogne.) Archives de Médecine, 1858-59.

teurs, le nom de notre ami et collègue, M. Topinard (1), qui a fait le traité le plus complet que nous ayons sur l'ataxie locomotrice progressive, et celui de M. Marius Carre qui a écrit un mémoire sur le même sujet. Enfin, jusqu'ici, les auteurs français ne s'étaient point occupés des troubles oculo-pupillaires. M. Voisin et M. Duchenne, (de Boulogne), devaient combler cette lacune.

En 1863, M. le Dr Voisin (2) signalait, le premier les troubles oculo-pupillaires comme un des symptômes qui pouvaient se produire dans le cours d'une atrophie musculaire progressive; s'appuyant d'une part sur les lésions des cordons antérieurs de la moelle que l'on rencontre dans cette maladie, de l'autre sur les récentes découvertes de notre illustre physiologiste Claude Bernard, qui nous permettent d'affirmer l'origine médullaire du sympathique cervical, notre savant collègue et ami n'hésita pas à placer la cause de ces troubles oculaires dans l'altération de la moelle vers le centre cilio-spinal. Cette hypothèse devait bientôt trouver sa confirmation, et, l'année dernière, elle nous était fournie par notre regretté ami Menjaud (3). Dans la séance du 21 novembre il vous lisait en effet une observation où, des phénomènes oculo-pupillaires s'étant produits dans le cours d'une atrophie musculaire progressive, l'autopsie révélait une altération de la moelle à l'orgine du sympathique cervical.

En 1864, M. Duchenne (de Boulogne) (4) s'appliquant à rechercher dans l'ataxie locomotrice progressive les altéra-

---

(1) Paul Topinard. De l'ataxie locomotrice, et en particulier de la maladie appelée ataxie locomotrice progressive. Ouvrage couronné par l'Académie de médecine. Paris, 1864.

(2) Voisin. *Gazette hebdomadaire*, 1863.

(3) Menjaud. Mémoire de la Société médicale d'observation, 1865-66.

(4) Duchenne (de Boulogne). Académie des sciences, 28 janvier 1864. *Gazette hebdomadaire* 1864, numéros 8 et 10.

tions du grand sympathique, insistait aussi sur ces troubles oculo-pupillaires, et M. Paul Donezan (1) publiait la même année dans la *Gazette hebdomadaire* une observation où ces phénomènes ayant été notés, on constata à l'autopsie une altération du grand sympathique cervical. Telles sont les diverses phases qu'a subie l'histoire des troubles oculaires dans les maladies de la moelle épinière; elles montrent que si ces phénomènes ont été connus en Allemagne depuis longtemps, la France a regagné le terrain perdu et que désormais ils sont recherchés avec grand soin par tous les observateurs.

## SYMPTOMATOLOGIE

On peut ranger en trois classes distinctes les différents troubles oculaires qui surviennent dans les maladies de la moelle. Dans la première, nous placerons les diverses altérations de la vue qui proviennent de troubles plus ou moins profonds des nerfs optiques et de la rétine. Dans la seconde, celles qui résultent d'un trouble dans la contractilité des muscles si nombreux qui entourent le globe oculaire. Enfin, la troisième comprendra celles qui dépendent des modifications oculo-pupillaires.

Etudions successivement chacun de ces groupes.

Les lésions rétiniennes et du nerf optique doivent occuper ici la première place :

(1) Paul Donezan, *Gazette hebdomadaire*, 6 mai 1864.

Observation I. — La nommée P..., âgée de 42 ans, entrée à l'hospice de la Salpêtrière le 27 avril 1861, admise à l'infirmerie le 6 juillet 1861.

En 1849, affaiblissement momentané de la vue, qui disparaît au bout de deux mois; en 1851, nouveaux accidents du côté des yeux, les objets paraissent colorés en vert, en jaune; affaiblissement graduel de la vision qui commence par l'œil gauche, puis l'œil droit est atteint à son tour et, depuis 1855, la malade est complétement aveugle. En 1860, des phénomènes paralytiques et ataxiques dans les membres inférieurs; à sa rentrée on constate une ataxie locomotrice limitée aux membres inférieurs et une atrophie de la pupille du nerf optique. La malade succombe le 7 avril 1862 par les progrès d'une phthisie pulmonaire. A l'autopsie : lésion tuberculeuse des poumons;

Moelle : coloration grise des faisceaux postérieurs, depuis le bec du *calamus scriptorius*, jusqu'à la partie inférieure du renflement lombaire;

Faisceaux antéro-latéraux sains;

Cerveau : non altéré;

Nerfs optiques : très-altérés, coloration grise dans toute leur étendue. Au microscope, plus un seul tube nerveux sain;

Globes oculaires : la rétine a perdu ses tubes nerveux, atrophie des pupilles, dans lesquelles on constate les mêmes altérations que dans le reste des nerfs optiques.

(CHARCOT et VULPIAN, *Gaz. hebd.*, 1862, p. 247.)


Observation II. — D..., camionneur, âgé de 38 ans, admis à l'hospice de Rouen en 1857.

En 1848, faiblesse dans les membres inférieurs, incoordination des mouvements.

En 1856, affaiblissement de la vue, douleurs excessives dans la tête; complétement aveugle au mois de mars de la même année.

Incoordination des mouvements dans les membres supérieurs et inférieurs; amaurose complète doublé, tubercules pulmonaires.

Autopsie : phthisie pulmonaire;

Encéphale : intact;

Les deux nerfs optiques, leur chiasma et les bandelettes optiques d'un gris jaunâtre transparent; leur volume est réduit de moitié; à leur entrée dans l'orbite les nerfs optiques ont la forme d'un ruban d'une épaisseur de 1 millimètre ;

Moelle : altération des cordons postérieurs dans toute leur étendue; les cordons antéro-latéraux sont sains.

(Duménil, Soc. des Hôp.)

L'amaurose est double et complète dans ces deux observations ; nous avons déjà vu que Horn, Jacobi, Rumberg, en Allemagne, Hutin, Monod, Cruveilhier, en France, avaient observé des faits semblables, mais il s'en faut de beaucoup que cette lésion atteigne toujours un degré aussi avancé ; et, depuis les premiers symptômes de l'amblyopie, jusqu'à l'amaurose la plus complète, on peut observer tous les intermédiaires.

Ces altérations ne se produisent jamais brusquement; la vue s'affaiblit d'une manière graduelle d'abord dans un œil, puis dans l'autre, quelquefois même ces troubles ne sont que passagers, ils disparaissent complétement pour revenir à une époque plus ou moins éloignée. Le début de ces troubles amaurotiques n'est le plus souvent précédé d'aucune douleur et ce n'est que lorsque l'affection a atteint un degré très-avancé que les malades s'aperçoivent pour la première fois de l'affaiblissement de la vue. Dans quelques cas cependant, il se produit de violentes douleurs au pourtour de l'orbite, douleurs assez vives quelquefois pour faire jeter les hauts cris aux malades.

D'autres fois, ce sont d'autres phénomènes qui marquent ce début, les malades voient les objets colorés en jaune, en vert, ou bien ils se figurent que les objets reculent lorsqu'ils avancent.

Tel était le cas d'une malade observée par M. Carre (1), atteinte de tabes dorsualis et d'amaurose. On peut constater

---

(1) M. Carre, thèse de Paris, 1862.

aussi de la photopsie ou bien de la nyctalopie ou bien encore de .a diplopie. Cette dernière, dans ce cas, ne s'accompagne pas d'une modification appréciable dans la direction normale des axes oculaires. M. Topinard (1) a cité l'observation d'une malade atteinte de tabes dorsualis qui avait une .iplopie monoculaire du côté gauche. Notre collègue explique ce phénomène par une altération partielle de la rétine de l'œil gauche d'où plusieurs manières pour celle-ci de recevoir l'image et de la transmettre plus ou moins rapidement à l'encéphale.

Ces altérations partielles de la rétine qui amènent un changement plus ou moins considérable dans le champ visuel de chaque œil, peuvent être reconnues par un procédé fort ingénieux, conseillé par M. le Dʳ Herschell (2) et qu'il a mis en pratique chez un ataxique amaurotique.

On peut encore observer d'autres troubles oculaires que l'on peut rapporter à la même cause. Ainsi, au lieu de la diplopie, c'est de la triplopie qu'on constate ; d'autres fois au contraire le malade ne distingue que là moitié des objets, c'est ce qu'on trouvait chez un malade observé par le Dʳ Vernay (3), qui, atteint d'une atonie des membres supérieurs, avait éprouvé, au début de sa maladie, des troubles oculaires ainsi caractérisés : lorsqu'il descendait un escalier, les marches lui paraissaient triangulaires, comme si la moitié du côté gauche eût manqué ou se fût portée sur l'autre moitié. Ceci n'avait plus lieu lorsqu'il fermait un œil ou quand au lieu de descendre il montait un escalier. On comprend que, dans tous les cas qui composent ce premier groupe, de quelle utilité doit être l'examen ophthalmoscopique, puisqu'il permet même, dans certains cas, de recon-

---

(1) M. Topinard, loc. cit., page 161.
(2) M. Herschell, *Bull. de thérap.*, page 363.
(3) M. Vernay, *Union médicale*, 1862, page 47.

naître une lésion soit de la rétine, soit de la papille du nerf
optique, avant que le malade n'ait éprouvé aucun trouble
oculaire. Aussi cet examen a-t-il été fait avec grand soin
par la plupart des observateurs.

A l'état normal la papille, comme on sait, d'une teinte
grisâtre et un peu rose, présente trois cercles concentriques
diversement colorés, à l'origine des vaisseaux rétiniens,
un disque brillant, à la circonférence un cercle d'un blanc
clair séparé du disque central par une zone brunâtre.
Dans le cas d'amaurose survenu dans le cours des maladies
de la moelle épinière, on voit à l'ophthalmoscope ces trois
cercles disparaître peu à peu et prendre une teinte uniforme;
la papille devient irrégulière, les vaisseaux disparaissent,
symptômes caractéristiques de l'atrophie papillaire. Cependant, au début, on peut constater au lieu de ces phénomènes
atrophiques caractérisés par la disparition des vaisseaux
capillaires, une congestion plus ou moins profonde du fond
de l'œil qui paraît coloré d'un rouge violacé, les capillaires
sont rouges et gorgés de sang. Cette dernière forme, si
fréquente dans les troubles oculaires qui surviennent dans
le cours des maladies cérébrales, et il faut le dire, très-rare-
ment observée dans ceux qui accompagnent les maladies de
la moelle et l'amaurose de cause spinale, est le plus souvent
produite par des lésions atrophiques des vaisseaux et des
tubes nerveux.

La seconde classe, qui comprend les troubles oculaires
contractés par une modification de la motilité des muscles
de l'œil, doit se diviser en deux groupes ; dans l'un c'est la
paralysie que l'on observe, dans l'autre c'est une motilité
anormale et exagérée que l'on constate. Le premier de ces
groupes est de beaucoup le plus considérable, et la paralysie
peut atteindre, soit le moteur oculaire commun (3e paire),
soit le moteur oculaire externe. Nous ne parlons pas ici à
dessein de la paralysie de la 4e paire, les troubles qu'en-

traine la perte des fonctions du pathétique n'étant pas encore assez bien connu. Nous avons déjà cité, dans le chapitre précédent, les faits observés par Romberg en Allemagne, Gull, en Angleterre, et Frébault, en France. Voici maintenant le résumé d'une observation due à M. Bourdon :

Observation III. — M. W..., âgé de 38 ans, homme de lettres, entre le 22 mars 1861 à la Maison municipale de santé. Il y a six ans, début de l'incoordination et de la paralysie des membres inférieurs ; il y a dix-huit mois, affaiblissement de la vue et diplopie ; à son entrée à l'hôpital on trouve un strabisme externe et une dilatation considérable de la pupille de l'œil gauche, la paupière de ce côté se relève incomplétement ; il y a une myopie acquise, ataxie musculaire des membres inférieurs ; mort le 18 avril.

Autopsie : Le cerveau est intact ainsi que le cervelet. Les deux moteurs oculaires externes et les moteurs communs offraient les altérations suivantes : Les moteurs communs étaient passés à l'état de cordons grisâtres et réduits à la moitié de leur volume. Les moteurs externes présentaient les mêmes altérations, mais à un degré moindre. Au microscope, on constatait la disparition d'un grand nombre de tubes nerveux ; de nombreux capillaires accompagnaient les fascicules nerveux en les enlaçant en tous sens ; à l'origine du moteur oculaire externe on a trouvé des troncs vasculaires comprimant les fibrilles originelles de ce nerf.

(Bourdon, Arch. gén. de méd., nov. 1861.)

Les symptômes varient selon que c'est la troisième ou la sixième paire qui est atteinte. Pour la paralysie de la troisième paire, c'est la chute de la paupière supérieure, la déviation de l'œil en dehors, la dilatation de la pupille qui caractérisent cette paralysie qui peut être double ou bien, et c'est le cas le plus fréquent, ne frapper qu'un seul œil, et dans ce cas le côté gauche est plus souvent atteint que le côté droit ; ainsi, d'après une statistique faite par M. Marius Carre, sur 10 cas de tabes dorsalis où cette paralysie était notée, 8 fois elle siégeait à gauche et 2 fois à droite. Quant à

la paralysie de la sixième paire, le strabisme interne en est
l'unique symptôme, et, comme la précédente, elle peut porter, soit sur un œil, soit sur les deux; ce symptôme échappe
le plus souvent aux malades, et il faut une grande attention dans l'examen des yeux pour ne pas laisser échapper
ce signe, surtout quand la paralysie est double, il faut avoir
soin de faire regarder le malade dans toutes les directions
et constater alors qu'il ne peut porter son œil à l'angle externe de l'orbite.

Quelquefois ce n'est plus la paralysie que l'on a notée,
mais bien cette incoordination dans les mouvements de
l'œil; ce clignotement spasmodique que l'on a décrit sous
le nom de nystagmus; c'est à Fredreich que l'on doit l'observation des faits où ce symptôme a été noté.

OBSERVATION IV. — Salome S..., né le 22 juin 1831.
A 16 ans, affaiblissement des membres inférieurs, ataxie et
paralysie des membres supérieurs et inférieurs. Cyphose et
scoliose droite très-prononcée, nystagmus. Mort à la suite d'une
fièvre typhoïde.
Autopsie : Intégrité du cerveau, altération des cordons postérieurs de la moelle.

Les troubles oculo-pupillaires composent le troisième
groupe qu'il nous reste à étudier. Dans l'historique, nous
avons déjà cité à l'égard de ces troubles les travaux de
Romberg, de Schulte de Crawmickel, d'Albert Ambert et
les observations si intéressantes de Landry et de Menjaud ;
nous résumerons ici cette dernière en quelques mots.

OBSERVATION V. — E..., 20 ans. Atrophie musculaire progressive des membres supérieurs, des épaules, du thorax et de
la face. L'affection a commencé à 15 ans par la main gauche et
n'a envahi le côté droit que trois ans après. Au moment de l'examen du malade les lésions sont symétriques.
Examen des yeux : Les yeux paraissent avoir le même volume, pas de troubles dans les mouvements, pas de différence

dans la vascularisation, l'œil gauche voit les objets moins nettement que le droit, la pupille de ce côté est étroite ; ses dimensions sont moitié moindres que celle du côté droit, sous l'influence d'une lumière vive, elle se rétrecit encore. La carnée de cet œil est plus aplatie que celle de l'œil droit.

Mort par apoplexie pulmonaire.

A l'autopsie : intégrité du cerveau et du grand sympathique, altération des racines antérieures au cou et des cordons antérieurs en ce point.

(MENJAUD, Soc. méd. d'Obs.)

Ces phénomènes sont caractérisés d'abord par un resserrement de la pupille qui devient très-étroite et change même quelquefois de forme, et de circulaire qu'elle était devient quadrilatère, mais les mouvements de l'iris, et ceci a une grande importance, ne sont pas abolis malgré le resserrement de la pupille. Ce fait, parfaitement indiqué dans l'observation précédente et dans celle de Landry, est confirmatif des expériences que dernièrement M. Schiff a exécutées sous nos yeux. Cet habile physiologiste nous a montré, en effet, que chez les animaux, la destruction du sympathique cervical, s'il entraîne l'atrésie de la pupille, ne paralyse point pour cela l'iris, et que les mouvements de cet organe paraissent même exagérés. On a observé aussi l'aplatissement de la cornée, et enfin, dans certains cas, une tuméfaction plus grande des paupières et des joues. une vascularisation plus considérable de l'œil atteint, et une élévation de température notable de ce dernier. Les phénomènes oculo-pupillaires sont quelquefois doubles ; mais, dans la majorité des cas, un seul œil est frappé ; ils sont persistants ; mais cependant ils disparaissent pendant les crises qui accompagnent si fréquemment la sclérose des cordons postérieurs pour reparaître lorsque ces crises ont cessé ; cette circonstance curieuse, signalée pour la première fois par M. Duchenne ( de Boulogne ), méritera une attention toute particulière lorsque nous nous occuperons de la physiologie pathologique de la question qui nous occupe en ce moment. Jusqu'ici nous avons considéré chacun des phénomènes qui caractérisent les trois classes de troubles oculaires que nous avons admises comme existant seules; il s'en faut de beaucoup qu'il en soit toujours ainsi; on observe souvent, au contraire, une réunion plus ou moins complète de ces troubles, soit qu'ils existent en même temps, soit qu'ils se présentent successivement pendant le cours de l'affection de la moelle épinière. Ainsi, les troubles oculo-pupillaires peuvent coexister avec une atrophie à un degré variable de la papille du nerf optique; d'autres fois, la paralysie de la sixième ou de la troisième paire complique une amblyopie amaurotique plus ou moins avancée.

Enfin, on peut voir des malades atteints de tabes dorsualis présenter au début de l'affection une paralysie d'un des nerfs moteurs de l'œil, puis ce symptôme disparaître pour faire place, au bout d'un temps variable, à une amaurose se développant d'une manière progressive, puis, vers la période la plus avancée de la maladie, apparaissent alors les troubles oculo-pupillaires.

---

## MARCHE ET FRÉQUENCE

Lorsque l'on recherche, dans les observations qui ont trait à des maladies de la moelle, la présence des troubles oculaires, on constate ce fait important : c'est que, toutes les fois qu'ils sont notés, on peut affirmer que l'affection de la

moelle appartient à ce groupe des myélites ou des dégénérescences chroniques de la moelle que l'on a appelées sclérose
médullaire, tabes dorsualis, atrophie médullaire, myélophthisie ataxique ; nous avons compulsé avec soin toutes
les observations réunies avec tant de soins par Oliviers
(d'Angers) dans son ouvrage sur les maladies de la moelle.
Nous avons recherché, dans la riche collection de la Société
anatomique, toutes les observations d'affections médullaires,
et jamais nous n'avons trouvé une exception à cette règle.

Mais, dans cette dégénérescence à marche lente de la
moelle, trouve-t-on toujours des troubles oculaires? Assurément non. Dans les cent vingt-cinq cas d'ataxie locomotrice recueillis par M. Topinard, ces troubles ont manqué
vingt-huit fois. M. Marius Carre, dans son travail, arrive à peu près au même chiffre, c'est-à-dire que les troubles oculaires manquent dans plus du quart des cas.

Nous ferons remarquer ici qu'il peut exister, comme nous
le verrons tout à l'heure, des altérations des nerfs optiques
et des nerfs moteurs sans que, pour cela, les fonctions de
l'œil soient troublées, et l'on comprend ainsi que l'observation n'indique pas de troubles oculaires pendant la vie, et
que cependant, à l'autopsie, on trouve des lésions des nerfs
de l'œil. Les trois classes que nous avons admises pour les
symptômes présentent ici une différence selon leur fréquence. Les troubles de la première classe ou amaurotiques occuperaient la première place ; puis viendraient ensuite
suite les lésions des nerfs moteurs qui constituent la seconde
classe, et ici la paralysie du moteur oculaire commun serait
plus fréquente que la paralysie du moteur externe ; enfin, le
dernier groupe, c'est-à-dire les troubles oculo-pupillaires,
seraient le plus rarement observés.

Les troubles oculaires se montrent le plus souvent au début de l'affection médullaire, et en même temps que se produisent les premiers symptômes du côté de la motilité et de

la sensibilité; en même temps aussi apparaissent les troubles oculaires. M. Duchenne (de Boulogne) et les observateurs qui l'ont précédé, ont tous constaté ce fait; aussi voyons-nous ces troubles être décrits comme symptômes initiaux du tabes dorsualis. M. Carre, cependant, arrive à une conclusion un peu différente; il prétend, en effet, que les phénomènes oculaires ne sont primitifs que dans un cinquième des cas, et consécutifs dans le tiers; mais, à cet égard, encore, nous rappellerons ce que nous avons dit quelques lignes plus haut : c'est que des altérations du fond de l'œil peuvent exister sans pour cela amener, du moins au début, un changement notable dans la vue du malade. Ce que nous venons de dire à propos de l'époque d'apparition des phénomènes oculaires ne s'applique qu'à nos deux premières classes (lésions des nerfs optiques, lésions des nerfs moteurs). Quant aux symptômes oculo-pupillaires; ils apparaissent, au contraire, à une période beaucoup plus avancée de la maladie, et, d'ailleurs, nous trouverons, quand nous nous occuperons de la physiologie pathologique, l'explication de ce fait. La marche des phénomènes oculaires est aussi différente dans nos trois groupes. •

Dans le premier elle est graduelle et continue, et sans affirmer comme Leyden que l'amblyopie de cause spinale a toujours une marche fatale, nous pensons que c'est encore la règle la plus générale. Tout au contraire, les troubles dus aux nerfs moteurs de l'œil, sont le plus souvent passagers, et il est rare de les voir persister jusqu'à la mort du malade. Au lieu d'avoir une marche graduelle comme ceux du premier groupe, ces troubles apparaissent subitement et disparaissent après un temps variable avec la même rapidité, ils peuvent ainsi se montrer à plusieurs reprises dans le cours de l'affection médullaire.

Quant aux phénomènes oculo-pupillaires, leur marche est le plus souvent continue, s'ils présentent des intermittences, elles sont de peu de durée et ne se montrent que pendant les crises douloureuses.

---

## ANATOMIE ET PHYSIOLOGIE PATHOLOGIQUES

Nous avons à étudier dans ce chapitre deux ordres de lésions, celle de la moelle, d'une part, de l'autre, les altérations que l'on constate du côté des nerfs oculaires. Occupons-nous d'abord de ces dernières, et pour mettre plus de clarté dans l'exposition des faits, nous suivrons ici la division que nous avons adoptée pour les symptômes, lésions des nerfs optiques, lésions des nerfs moteurs, phénomènes oculo-pupillaires. Chez les malades atteints d'affection de la moelle et présentant une cécité plus ou moins complète, on trouve à l'autopsie les lésions suivantes : Les nerfs optiques sont diminués de volume et quelquefois cette diminution est considérable; leur partie cylindrique perd sa forme et devient aplatie, rubannée, et n'offre quelquefois qu'une épaisseur qui ne dépasse pas un millimètre, ils ont perdu leur couleur blanche, ils deviennent d'un gris brunâtre ou jaunâtre, leur consistance est même changée, ils sont mous, gélatineux, transparents, c'est ce qui se voit surtout au niveau des bandelettes des nerfs optiques. Au microscope on constate la disparition des tubes nerveux ; les nerfs ne présentent plus qu'un tissu fibrillaire au milieu duquel se rencontrent des granulations graisseuses et des granulations jaunâtres provenant des métamorphoses régressives des tubes nerveux et du sang, et qui donne aux nerfs optiques ainsi dégénérés, leur aspect et leur couleur spéciaux. La rétine et la papille du nerf optique participent aux mêmes altérations, et l'examen microscopique permet aussi d'y constater la disparition de l'élément nerveux.

Cette dégénérescence atteint toute l'étendue des nerfs optiques et depuis la papille jusqu'au corps genouillé, les nerfs optiques paraissent frappés dès le début dans toute leur étendue ; nous avons déjà vu par l'étude des symptômes que pendant la vie l'ophthalmoscope nous permettait de reconnaître ces altérations atrophiques que nous retrouvons à l'autopsie.

Que devient le réseau capillaire au milieu de toutes ces altérations ? Le plus souvent ce réseau disparaît en même temps que l'élément nerveux, mais il est bon de faire une différence selon qu'on examine les lésions au début ou dans une période très-avancée de la maladie. En effet, si dans ce dernier cas on trouve les vaisseaux sanguins altérés ou disparus, dans l'autre, au contraire, il n'est pas rare d'observer une coloration rougeâtre des parties malades qui correspond à une congestion manifeste de ces parties.

Si l'anatomie pathologique nous montre que l'atrophie des nerfs optiques frappe ces nerfs dans toute leur étendue, elle nous montre un autre fait non moins important, c'est que ces lésions marchent de la circonférence vers le centre et que, grâce à cette intégrité de la partie centrale de ces nerfs, certains malades, atteints d'affection médullaire, peuvent ne s'être jamais plaints de troubles appréciables de la vue, et néanmoins à l'autopsie on peut constater chez eux des altérations manifestes des nerfs de la seconde paire. L'exemple le plus remarquable de ce fait a été fourni par MM. Charcot et Vulpian.

OBSERVATION VI. — La nommée Sophie J..., âgée de 47 ans, entrée à l'infirmerie de la Salpétrière le 28 avril 1862. Depuis l'âge de 25 ans, faiblesse dans les jambes, douleurs fulgurantes, perte de la sensibilité, paralysie et ataxie des membres supérieurs et inférieurs ; jamais de déviation des yeux, ni d'altération de la vue.

Mort le 23 mai à 8 heures du soir.

Autopsie : Atrophie et dégénérescence des cordons postérieurs dans toute leur étendue. Encéphale parfaitement intact. Tous les nerfs crâniens paraissent sains, à l'exception des nerfs optiques; ces nerfs, le chiasma y compris, étaient injectés à leur surface, l'injection était plus considérable sur les nerfs du côté gauche qui était un peu moins gros que son congénère. Les couches extérieures seules étaient atteintes; par une coupe, on constatait un noyau blanc environné d'une couche régulière gris jaunâtre. Dans le nerf du côté droit la couche grise était moins épaisse que du côté gauche. Au microscope, la partie centrale blanche était constituée par des tubes nerveux sains. Les couches dégénérées présentaient une gangue fibrillaire avec un grand nombre de noyaux disséminées, et disparition des tubes nerveux. Pas de corps amyloïdes.

(Gaz. hebd. 1862.)

Dans ce cas, nous voyons l'intégrité de la vue coïncider avec l'altération des nerfs optiques, quelquefois au contraire c'est l'inverse que l'on observe, c'est-à-dire la cécité complète avec l'intégrité des nerfs optiques.

Je rappellerai comme exemple l'observation de Monod; cependant il faut faire une restriction à l'égard de ce fait et des cas analogues, c'est que l'examen microscopique n'a pas été fait, et que sans lui, on ne peut affirmer l'absence d'altération. Il est un autre phénomène que nous avons signalé dans nos symptômes, et dont nous trouvons l'explication dans ce chapitre. Nous avons dit que, dans certains cas, rares il est vrai, l'amblyopie pouvait être passagère, la congestion qui est si marquée dans l'observation VI où l'on observait les altérations au début, ne nous permet-elle pas en effet d'expliquer ce fait ? Il se produit sans doute pendant la marche progressive de l'altération des nerfs optiques des congestions plus ou moins considérables de ces nerfs et qui se traduisent par une augmentation des phéno-mènes amblyopiques, et, lorsque ces phénomènes vasculaires disparaissent, la vue peut reprendre, pendant un laps de temps variable, son intégrité première.

Nous avons aussi parlé dans nos symptômes de la diplo-pie, de la triplopie, etc., et nous avons admis, pour expli-quer ces troubles de la vue, des altérations de la rétine; ici encore l'anatomie pathologique donne raison à cette ma-nière de voir et nous retrouvons en effet des modifications profondes dans cette membrane sensible de l'œil et dont la disparition de l'élément nerveux est le symptôme caracté-ristique.

Les nerfs moteurs de l'œil présentent les mêmes altéra-tions que celles que nous avons trouvées dans les nerfs op-tiques, diminution du volume et de la consistance, colora-tion jaunâtre, disparition de l'élément nerveux, augmenta-tion du tissu collectif, tels sont les caractères de ces affections.

Nous retrouvons encore ici cette généralisation de la lé-sion qui fait que toutes les parties du nerf sont atteintes depuis leur origine jusqu'à leur terminaison.

Dans la marche des symptômes nous avons noté le carac-tère passager de ces troubles de la vision, nous en retrou-vons l'explication dans l'anatomie pathologique par le dé-veloppement considérable qu'a pris l'élément vasculaire ; qu'on se reporte en effet à l'observation III, et l'on verra que les fibres d'origine du moteur oculaire externe étaient comprimées par les troncs vasculaires. L'élément congestif joue donc ici un rôle plus important que dans les altérations du premier groupe, et c'est grâce à lui que l'on peut expli-quer et l'apparition et la disparition subites de ces troubles de la motilité de l'appareil oculaire.

D'ailleurs, les altérations de ces nerfs ne correspondent pas toujours à une paralysie appréciable des muscles de l'œil, et nous citerons encore à cet égard l'observation précédente où pendant la vie on avait observé que tous les symptômes de la paralysie de la troisième paire et où cependant à l'autopsie on constata une altération non-seulement de ce nerf, mais encore du nerf moteur oculaire externe.

Quant aux phénomènes oculo-pupillaires, on peut rencontrer des altérations, soit des ganglions cervicaux, soit des filets du grand sympathique cervical.

Dans l'observation de M. Donezan où ces phénomènes avaient été constatés, on trouva à l'autopsie le ganglion cervical plus dur et plus résistant qu'à l'état normal, et d'une couleur blanc jaunâtre toute particulière, cependant l'examen microscopique n'y révéla aucune altération, le filet cervical, lui, était beaucoup plus altéré, les fibres nerveuses avaient complétement disparu et étaient remplacées par du tissu laminaire.

Mais, suit-il de là que toutes les fois qu'il se produit des phénomènes oculo-pupillaires, le sympathique cervical soit toujours altéré? Assurément non. Dans le cas de Menjaud, cette partie du sympathique était sain, et il suffit d'une altération de la moelle au niveau de l'émergence de ce filet pour produire les phénomènes oculo-pupillaires.

Si nous passons maintenant à l'étude des altérations de la moelle, nous trouvons une identité parfaite entre ces altérations et celles que nous avons constatées du côté des nerfs de l'œil. C'est toujours la disparition du tube nerveux et la prolifération de l'élément conjonctif qui joue le rôle principal, le diamètre du tube nerveux diminue, puis il change de forme, devient variqueux, la gaîne nerveuse laisse échapper son contenu, et les parties constituantes du tube nerveux désorganisé subissent peu à peu des métamorphoses régressives. Le tissu connectif augmente d'épaisseur et envahit peu à peu la place de l'élément nerveux ; les vaisseaux eux-mêmes s'oblitèrent. Tels sont les caractères principaux

de cette dégénérescence que nous rencontrons dans presque
tous les cas d'affection de la moelle où l'on ait observé des
troubles oculaires. Ils appartiennent, comme on voit, à ce
groupe de lésions que l'on a décrit sous le nom de tabes
dorsualis, de sclérose, ou d'atrophie de la moelle.

Non-seulement ce n'est que dans ce groupe des affections
médullaires que l'on observe presque exclusivement les
troubles de la vue, mais encore il faut que cette sclérose ait
un siége particulier, qu'elle porte sur les cordons postérieurs, du moins en ce qui concerne nos deux premiers
groupes : lésions des nerfs optiques, lésions des nerfs moteurs. Un fait unique dans la science viendrait s'élever
contre cette loi générale. Il s'agit d'un homme observé par
M. Gubler, présentant tous les symptômes d'une ataxie locomotrice avec une paralysie de la troisième paire gauche
et une double amblyopie progressive ; cet homme mourut le
16 octobre 1863. A l'autopsie, on constata une altération des
nerfs optiques qui étaient gris, semi-transparents et ramollis
depuis la papille jusqu'au corps genouillé exclusivement,
le nerf moteur oculaire commun gauche était diminué de
volume, mais, et voici où ce fait devient très-intéressant,
on ne trouva aucune altération des cordons postérieurs et
ce ne fut que longtemps après que M. Duchenne (de Boulogne), en examinant de nouveau la moelle, constata une
altération, non de ces derniers, mais bien des cordons antérieurs, altération que l'on trouve reproduite dans les magni-
fiques planches photographiques que ce médecin a publiées.

Nous avons cherché avec soin s'il existait d'autres rapports entre les maladies de la moelle et les altérations des
nerfs de l'œil, si la hauteur à laquelle la moelle était atteinte,
par exemple, n'avait pas quelque influence sur le dévelop-
pement des symptômes oculaires, nous ne sommes arrivés
à aucun résultat bien précis, et la raison en est dans la
forme même de la sclérose que l'on observe dans presque

tous les cas, et qui est, comme le dit M. Bouchard, rubannée et envahit toute l'étendue des cordons postérieurs.
Quant aux phénomènes oculo-pupillaires, au contraire, que
les lésions atteignent les cordons postérieurs ou antérieurs,
cela ne fait rien ; c'est une question de siége, il faut qu'elles
envahissent cette région de la moelle que les physiologistes
ont appelée centre cilio-spinal et qui est comprise entre la
dernière vertèbre cervicale et la sixième dorsale inclusivement. Une fois toutes ces données acquises, cherchons
maintenant l'explication de ces troubles oculaires qui se
montrent dans le cours des maladies de la moelle épinière,
cherchons s'il existe des données physiologiques qui puis-
sent nous les expliquer, et pour cela, laissons de côté, pour
le moment, les phénomènes oculo-pupillaires, et ne nous
occupons maintenant que des troubles de la vision et de la
motilité.

On chercherait en vain les liens qui unissent les lésions
soit des nerfs optiques, soit des nerfs moteurs, avec les altérations des cordons postérieurs de la moelle ; l'anatomie la
plus minutieuse ne permet de suivre aucune connexion entre
ces nerfs et les cordons postérieurs. Les expériences si intéressantes de nos amis et collègues, Leven et Ollivier, sur
les troubles de la vision qui accompagnent les maladies du
cervelet, nous avaient fait penser que nous trouverions là
l'explication des symptômes oculaires, soit par une irrita-
tion de cet organe, soit par une altération appréciable de
cette partie de l'encéphale. Eh bien, il n'en est rien, et nos
recherches à cet égard ne nous ont donné que des résultats
négatifs.

Le cordon antéro-latéral de la moelle est quelquefois atteint, consécutivement, comme l'a très-bien montré M. Bouchard, et l'on peut se demander si l'altération de ces cordons ne peut agir secondairement sur les nerfs de l'œil.

Cette explication ne pourrait d'abord s'appliquer qu'aux

nerfs moteurs, et encore, dans ce cas, l'étude attentive des observations ne permet aucune conclusion positive.

En présence de cette similitude des altérations dans la moelle et dans les nerfs, en présence de cette localisation presque constante dans les cordons postérieurs, il est plus logique d'admettre que ces lésions appartiennent à une même affection, et, plus on observe avec soin, et la marche des symptômes, et celle des altérations, plus on persiste dans cette même voie. Ne voyons-nous pas, en effet, les phénomènes oculaires se montrer au début des troubles de la locomotion et de la sensibilité, et les lésions envahir d'emblée toute l'étendue des nerfs, depuis leur origine jusqu'à leur terminaison, détruire les couches les plus superficielles et dégénérer le nerf de sa circonférence vers ses parties centrales. Il semble donc exister là une action commune qui nous porte à penser qu'il existe une maladie qui est caractérisée par ces doubles altérations : dégénérescence des cordons postérieurs; dégénérescence des nerfs oculaires, ou, si l'on veut, pour être plus général encore, dégénérescence des nerfs crâniens.

Cette maladie est l'ataxie locomotrice progressive, non pas étudiée comme symptômes, mais comme maladie, et nous maintenons cette dénomination, quelque défectueuse qu'elle puisse être, de préférence aux noms de sclérose des cordons postérieurs de la moelle, myélophthisie ataxique, etc., etc., qui ne montrent qu'un des côtés de la question, l'altération de la moelle, et qui laisse dans l'ombre ces ésions oculaires qui sont un des symptômes les plus caractéristiques de cette maladie.

Tout autres sont les phénomènes oculo-pupillaires dont la physiologie expérimentale nous donne une explication nette et précise. Depuis les expériences de Pourfour du Petit qui, en 1727, montra que la portion cervicale du grand sympathique ne naît pas dans la tête de la cinquième et sixième paire pour descendre dans le thorax, comme l'avait cru Vieussens et Willis, mais qu'elle monte de la partie inférieure vers le crâne pour se terminer dans les yeux.

Depuis les travaux de Dupuis, en 1817, Brachet, en 1837, John Reid, en 1838, et surtout depuis les expériences de Claude Bernard, il est désormais acquis à la physiologie que c'est dans une portion de la moelle que Budg et Waller ont circonscrit entre la dernière vertèbre cervicale et la sixième vertèbre dorsale inclusivement, que le grand sympathique puise son origine.

Détruisez chez les animaux cette région de la moelle ou bien sectionnez le grand sympathique cervical et vous verrez apparaître la série des phénomènes suivants : atrésie de la pupille, mais non paralysie de cette dernière car l'impression de la lumière produit des mouvements dans cette pupille ainsi rétrécie ; Schiff insiste surtout sur ce point, l'aplatissement de la cornée et une rétraction plus ou moins considérable du globe oculaire, enfin un dernier phénomène que l'on ne peut constater chez l'homme, mais que l'on remarque surtout chez les animaux qui ont l'axe des yeux dirigé complétement en dehors et qui consiste en ce que, lorsque l'on fait varier la position de la tête de ces animaux, l'œil qui, à l'état normal, tend toujours à reprendre sa position première, perd cette faculté, il se produit aussi des phénomènes de calorification et de vascularisation du côté atteint, mais ici les physiologistes ne sont pas complétement d'accord, tandis que M. Claude Bernard veut que le grand sympathique cervical ne puise dans la moelle que des filets pupillaires et dans les ganglions, au contraire, les filets vasculaires. Schiff, Stilling, Budg et Waller, au contraire, soutiennent que le grand sympathique tire son action soit vasculaire, soit motrice, de la moelle.

Les phénomènes que nous avons constatés dans les observations qui notent ces troubles oculo-pupillaires permettent-ils de trancher la question ? Oui, jusqu'à un certain point, et le cas de Menjaud surtout, où des troubles vasculaires ont été constatés avec l'intégrité des ganglions du sympathique cervical plaide en faveur des physiologistes qui soutiennent que l'altération de la moelle seule suffit pour expliquer les phénomènes, soit de motilité, soit de vascularisation.

Nous n'avons pas ici à comparer les troubles oculo-pupillaires observés pendant le cours des maladies de la moelle avec ceux que produit expérimentalement la physiologie, la similitude est complète, il suffit, pour la démontrer, de se rapporter à ce que nous avons dit dans l'étude des symptômes à propos de ces phénomènes.

Il n'est qu'un point qui mérite de nous arrêter un instant, c'est la dilatation temporaire de l'iris pendant les crises douloureuses de la maladie.

Il faut, pour expliquer cette particularité, admettre que dans le filet cervical et le centre cilio-spinal les tubes nerveux ne sont pas complétement détruits, il faut croire à une communication entre la moelle et les pupilles et par l'intermédiaire du sympathique ; car, une fois ces données acceptées, les expériences physiologiques nous montrent que tout mouvement réflexe, qu'il ait son point de départ dans un nerf sensitif très-éloigné de la tête, ceux des orteils, par exemple, produit une dilatation des pupilles ; de plus, M. Vigouroux a montré que les mouvements respiratoires, et même les contractions musculaires s'accompagnent de la même dilatation. Dans les crises douloureuses de l'ataxie, ces deux conditions, augmentation du pouvoir réflexe et augmentation, soit des mouvements respiratoires, soit des contractions musculaires, se trouvent réunies, et c'est à elles que nous devons rapporter l'explication de cette dilatation de la pupille dans les phénomènes oculo-pupillaires pendant les crises douloureuses Cette explication a été donnée par M. Marius Carre, et nous l'adoptons complétement.

### PRONOSTIC, DIAGNOSTIC ET TRAITEMENT

Quelques mots seulement sur ces points. Le pronostic des troubles oculaires qui se présentent dans le cours des maladies de la moelle varient, selon qu'on a affaire à des troubles amaurotiques ou bien à des troubles de la motilité ; dans le premier cas, en effet, il est excessivement grave, la marche graduelle et continue des symptômes arrive, dans la plupart des faits, à produire une cécité complète.

Dans le second, au contraire, l'affection ne porte le plus souvent que sur un œil, et de plus elle est, dans la majeure partie des cas, passagère, ce qui, au point de vue de l'affection oculaire seulement, diminue de beaucoup la gravité du pronostic.

Nous disons de l'affection oculaire seulement, car l'apparition, dans le cours d'une maladie de la moelle, de troubles oculaires quels qu'ils soient, augmente la gravité du pronostic de cette affection médullaire et montre que l'on a affaire à une de ces dégénérescences chroniques de la moelle contre lesquelles la thérapeutique est jusqu'ici impuissante.

On voit donc par cela même de quelle utilité sont ces troubles oculaires pour porter un diagnostic sur certaines affections de la moelle épinière. C'est par eux que l'on peut affirmer la portion de la moelle atteinte, et le siége qu'occupent les lésions ; aussi, toutes les fois que l'on a affaire à des troubles de la motilité ou de la sensibilité que l'on peut attribuer à une lésion médullaire, faut-il examiner avec grand soin les yeux du malade, et surtout faire l'examen ophthalmoscopique qui peut, dans certains cas, révéler des lésions qui se produisent dans le fond de l'œil, sans que pour cela le malade trouve une modification dans la vision. A propos de cet examen ophthalmoscopique, on a tâché de différencier l'amaurose de cause cérébrale de l'amaurose de cause spinale par l'inspection seule du fond de l'œil. Dans la première, il y a du gonflement et de la rougeur de la pupille ; il se produit une rétinite secondaire, résultant d'une hypérémie mécanique déterminée par l'altération cérébrale. Dans la seconde, au contraire, la pupille est diminuée, blanchâtre, les vaisseaux sont diminués de calibre, et le réseau capillaire disparaît complétement. Ces différences si tranchées, lorsqu'on examine les deux amauroses à un degré avancé de la maladie, le sont beaucoup moins lorsqu'on les observe au début et nous avons montré, dans le cours de ce travail, qu'au début de l'amaurose de cause spinale on pouvait observer cette congestion de la pupille et de la rétine qui serait, pour certains ophthalmologistes, caractéristique de l'atrophie secondaire des nerfs optiques à la suite des lésions cérébrales.

Les lésions que nous avons constatées à l'auptosie nous montrent que la thérapeutique, dans la plupart des cas, doit être impuissante, mais cependant ici il faut faire une certaine différence entre les troubles amaurotiques et ceux de la motilité ; dans les premiers, quelle que soit la thérapeutique employée, l'amblyopie n'en marche pas moins vers une amaurose double et complète ; il faut faire cependant une restriction pour l'emploi du nitrate d'argent, qui, entre les mains du D<sup>r</sup> Herschell, aurait donné lieu à une guérison complète, cependant, dans ces cas on peut se demander si l'on n'avait pas affaire à une de ces rémissions passagères que l'on observe quelquefois dans ces amauroses, et si cette guérison a été durable, ces réflexions s'appliquent surtout aux troubles de la motilité où l'on serait porté à croire trop facilement à la guérison par une médication appropriée des phénomènes paralytiques, tandis que la marche habituelle de ces symptômes, qui apparaissent et disparaissent avec la même rapidité, donnent une raison suffisante de ces prétendues guérisons.

Me voici, Messieurs, arrivé au terme de ce travail que nous pouvons résumer dans les propositions suivantes :

1⁰ Certaines maladies de la moelle peuvent s'accompagner de troubles oculaires.

2⁰ Ces troubles portent soit sur les fonctions du nerf optique ou de la rétine, soit sur des modifications de la motilité de l'appareil oculaire, soit sur des désordres survenus dans les fonctions du sympathique cervical (phénomènes oculo-pupillaires).

3⁰ L'étude des deux premiers groupes de ces troubles oculaires (troubles amaurotiques, troubles de la motilité) se remarque presque exclusivement dans la sclérose des cordons postérieurs, et la marche des symptômes et l'identité des lésions nous portent à croire qu'il y a plus qu'une simple coïncidence entre l'apparition de ces phénomènes oculaires et la maladie de la moelle, et qu'il y a là une unité d'action morbide qui nous fait admettre que l'ataxie locomotrice progressive, considérée comme entité pathologique, n'est pas seulement une sclérose des cordons postérieurs, mais bien une maladie qui porte sur d'autres points du système nerveux et en particulier sur les nerfs de l'œil.

4⁰ Les phénomènes oculo-pupillaires viennent confirmer les expériences physiologiques et sont toujours en rapport avec une altération de la moelle ou du grand sympathique cervical au niveau de la région cilio-spinale.

## APPENDICE

Depuis la lecture de ce travail à la Société médicale d'observation, j'ai pu observer plusieurs faits qui viennent confirmer l'opinion que j'ai émise plus haut; je signalerai ici deux observations qui me paraissent résumer fort bien ce que nous voulons démontrer.

OBSERVATION VII. — *Ataxie locomotrice à début brusque et parvenu en six mois à un degré très-avancé.* — Au n° 29 de la salle Saint-Paul, est couché le nommé C..., mécanicien, âgé de 52 ans. Cet homme est grand, maigre et cependant assez vigoureux. Son père et sa mère sont morts dans un âge très-avancé, ses frères et sœurs se portent très-bien. Il a eu à 20 ans une blennorrhagie et à 28 ans un chancre ; un médecin très-compétent (M. Ricord) a été consulté et a déclaré que ce chancre était induré, et, comme tel, cet homme a été soumis à l'usage des mercuriaux ; il n'est survenu aucun accident ni secondaire, ni tertiaire. Le malade a été interrogé avec soin sur ce sujet. Il est très-intelligent et paraît sincère. Il y a bien sur la partie antérieure de la jambe gauche deux cicatrices brunâtres et déprimées à leur centre, dont on pourrait suspecter l'origine, mais en tout cas, comme elles ne datent que de deux ans, et qu'elles auraient été les seules de son chancre, on ne peut guère les rapporter qu'à une affection furonculeuse.

Le malade a toujours été sobre quant à la boisson, mais il avoue avoir usé des plaisirs vénériens d'une façon très-immodérée jusque il y a un an environ. Depuis ce temps il n'a pas eu de rapports sexuels.

Il n'a jamais fait de maladie grave avant le mois de mars dernier. Quelque temps avant cette époque, il éprouvait dans les jambes des lassitudes inaccoutumées après son travail de chaque jour, et, selon son expression, il était plutôt bon, le soir venu, à se coucher, qu'à aller se promener. Notons aussi que, vers cette époque, il a fatigué plus que de coutume, veillant quelquefois très-tard pour achever un travail pressé. Cette maladie du mois de mars semble avoir été un embarras gastro-intestinal assez fort. Ainsi il y a eu fièvre, diarrhée, perte d'appétit et de sommeil, et surtout violentes douleurs de tête. Tous ces symptômes ont cédé assez facilement à une diète légère, au repos au lit et à quelques purgatifs; mais la douleur de tête, quoique amoindrie, a persisté. Au bout de trois semaines, le malade se sentant assez fort essaye de se lever; mais il s'aperçoit que ses jambes sont faibles et qu'il ne les dirige plus à son gré; il a de temps en temps des vertiges, des absences. D'un autre côté, il voit les objets environnants enveloppés de brouillard, il essaye de lire un journal, il reconnaît des lignes noires sur une surface blanche, mais il ne peut distinguer les caractères.

Ce dernier symptôme ne l'effraye guère, d'autant plus que, pendant sa maladie, il a très-bien reconnu les personnes qui le soignaient. Il croit que c'est la suite de sa grande faiblesse et se tient tranquille. Au bout de quelques jours, il veut de nouveau se lever, mais c'est chose impossible, ses jambes ne peuvent plus le porter.

Sa vue le préoccupant surtout, il consulte un spécialiste qui, ayant examiné ses yeux, lui conseille des bains sulfureux et un bon régime; il suit ces prescriptions pendant quelque temps; mais ses ressources s'épuisant, il se décide à rentrer à la Pitié où il est admis le 17 septembre.

*Etat actuel : sensibilité générale, sens tact.* Cette fonction a subi peu de modification, le malade sent le moindre corps qui touche ses téguments; à la plante des pieds seulement, la sensibilité paraît un peu plus obtuse, il lui semble qu'on le touche à travers une plaque élastique peu épaisse, telle qu'une carte à jouer; du reste, il se rend très-bien compte de la résistance et de la nature du sol sur lequel il appuie.

*Sens douleur.* — Il accuse de la douleur, soit qu'on lui pince la peau, soit qu'on le pique légèrement avec la pointe d'une aiguille.

Le sens douleur n'est point non plus aboli dans les muscles, ce dont on peut se convaincre en lui pressant à pleine main les muscles de la cuisse.

*Sensibilité et contractilité électrique.* — La sensibilité électrique est abolie aux orteils et au talon, et un courant très-fort n'y détermine aucune douleur ; à la plante des pieds et aux jambes la sensibilité est un peu obtuse, plus à gauche qu'à droite. La sensibilité à la cuisse et aux parties supérieures est intacte. La contractilité électrique est conservée ; à gauche, le malade a perdu la sensibilité du lieu où se trouve la jambe. Ainsi, lorsqu'on la fléchit sur la cuisse, en la portant en dehors, et qu'on l'engage à prendre son pied, il promène ses mains à droite et à gauche, et est quelque temps sans pouvoir le saisir.

*Sens température.* — Conservé, sans hyperesthésie au froid ni à la chaleur.

*Sens spéciaux : vue.* — Quand on approche de cet homme, on est tout d'abord frappé de l'immobilité de son regard constamment fixé devant lui, il a l'air étranger aux impressions du dehors. En un mot il a la figure d'un aveugle. En effet, il ne voit rien de ce qui l'environne. Il distingue à peine le jour de la nuit, et pendant le jour, un corps brillant, tel que la flamme d'une bougie placée devant ses yeux, ne peut être suivi par lui dans les mouvements qu'on lui fait exécuter ; la nuit, il distingue aisément la lumière.

Les yeux sont noirs, normaux, quant à la consistance et à leur saillie ; la pupille est rétrécie et immobile des deux côtés, plus à gauche qu'à droite, de ce côté aussi, l'œil est dévié en haut et en dehors ; cet œil exécute tous les mouvements comme à l'état normal, moins celui qui porte l'œil en dedans, c'est-à-dire qui est sous l'influence du droit interne ; ce mouvement est incomplet. L'examen ophthalmoscopique démontre que rien ne gêne la marche des excaves, elle a l'aspect nacré.

*Goût.* — Le malade dit qu'il sent beaucoup moins bien la saveur des aliments.

*Odorat.* — Conservé.

*Sens génital.* — Très-affaibli, peu d'érections, pas de sperme

*Motilité.* — Disons, pour n'y plus revenir, que la motilité ainsi que la sensibilité sont intactes dans les membres supérieurs ; ainsi le malade sent même un cheveu sur ses doigts, il peut serrer très-énergiquement.

Il n'en est pas de même dans les membres inférieurs où les mouvements ont subi d'importantes modifications que nous allons énumérer : le malade, quand il est couché, exécute tous les mouvements qu'on lui commande ; il fléchit ou étend la jambe sur la cuisse ; mais s'il s'agit de la remettre à sa position première, le mouvement est brusque comme s'il était produit par un ressort, et la jambe est jetée tantôt à droite, tantôt à gauche; il peut descendre de son lit ; mais à peine a-t-il touché le sol, qu'il chancelle et tomberait si on ne le soutenait. Avec le bras de deux aides il peut faire quelques pas, mais il se penche tantôt à droite, tantôt à gauche, ou en avant, ou en arrière, et cela sans en avoir conscience, ses jambes flageolent, il frappe le sol du talon, ses pieds se projettent de tous côtés, en un mot, marche et station sont impossibles.

Pas d'atrophie musculaire, pas d'affaiblissement de contraction ; il pourrait porter un poids très-lourd sur les épaules. Les mouvements reflexes sont conservés.

Au milieu de tous ces désordres, les fonctions digestives sont en assez bon état, l'appétit est assez bon, les digestions se font bien. Les selles et la miction s'exercent régulièrement, le pouls est calme, le sommeil bon. La mémoire et l'intelligence sont conservées, cette dernière est même assez grande, cependant le malade nous dit que de temps en temps il ne comprend pas immédiatement ce qu'on lui dit ; il y a des absences qui durent quelques secondes, mais il répond sans que l'on soit obligé de répéter ce qu'on vient de dire.

Il se plaint d'une céphalalgie qui n'a pas cessé depuis le mois de mars ; la douleur siége surtout au front et à l'occiput, elle est astrictive, il y est presque habitué, dit-il, et ne s'en inquiète guère.

Il n'en est pas de même des douleurs aiguës qui siégent dans les membres inférieurs : le malade les compare à un feu électrique qui, partant de la hanche, se propagerait avec la rapidité de l'éclair, au genou, et de là au pied, en le faisant cruellement souffrir.

Ces douleurs reviennent à peu près toutes les minutes, et cela pendant deux ou trois jours, durant lesquels le malheureux est dans un état d'anxiété extrême. Le deuxième jour de leur apparition, des sueurs copieuses arrivent et semblent donner le signal de la rémission. En effet, dès lors les douleurs diminuent d'acuité et de fréquence, et à la fin du deuxième jour ou au commencement du troisième, tout a disparu, laissant le malade très-affaibli.

Ces périodes de douleurs ont commencé dès le mois d'avril. Elles revenaient tous les sept ou huit jours ; puis elles ont laissé quinze jours d'intervalle entre elles, puis un mois, et aujourd'hui, 24 septembre, le malade n'a rien éprouvé depuis huit jours, après un repos de six semaines.

Nous voyons dans cette observation une maladie qui, au bout de quelques mois, présente tous les symptômes de l'ataxie locomotrice arrivée à une période avancée. Les symptômes oculaires ont apparu en même temps que le trouble de la locomotion, et les uns et les autres ont marché d'une façon graduelle.

Ici donc l'ataxie locomotrice n'est pas uniquement une simple sclérose de la moelle, une myclophthisie, ce n'est pas une simple maladie locale, mais bien une affection qui frappe d'emblée l'ensemble du système nerveux. — Comme opposition à ce fait d'ataxie locomotrice progressive, maladie générale, je citerai l'observation suivante :

OBSERVATION VIII. — Alexandrine B..., âgée de 46 ans, lingère, est couchée au n° 33 de la salle Saint-Charles, depuis le 12 septembre. Elle a été réglée à l'âge de quatorze ans, et la menstruation a toujours été régulière. Ménopause au mois de janvier dernier. Elle a eu quatre enfants et ses couches ont été heureuses. Jamais de maladie grave qui ait mis ses jours en danger. Elle était sujette, depuis quelques années, à des bronchites fréquentes, qui étaient longues et difficiles à guérir.

Au mois de février dernier, elle fut prise tout d'un coup d'oppression, de toux, de douleurs de poitrine, et il survint une hémoptysie abondante qui, depuis, se renouvela plusieurs fois. La fièvre, les sueurs nocturnes, la diarrhée, l'amaigrissement, enfin tout le cortége de la fièvre hectique arrivèrent, et c'est ce qui décida cette femme à entrer à l'hôpital. Pour en finir de suite avec l'affection pulmonaire dont elle est atteinte, nous dirons que l'auscultation démontre qu'il existe au sommet droit du souffle caverneux et du gargouillement, à gauche, des craquements humides; l'expectoration est abondante et caractéristique, la diarrhée continuelle, le ventre ballonné et douloureux. Enfin, il y a des sueurs nocturnes, l'amaigrissement est considérable, l'existence de la phthisie n'est pas douteuse.

Laissons maintenant de côté tous ces symptômes, et revenons à l'affection qui nous occupe.

Cette femme raconte qu'il y a environ quatre ans, elle s'aperçut que la chaussure qu'elle portait au pied gauche lui échappait involontairement à chaque instant, et qu'elle la lançait devant elle ; la jambe se jetait de temps en temps à droite et à gauche ; il lui survenait des faiblesses dans les membres et elle tombait ; de plus elle ressentait souvent des engourdissements passagers, des crampes, des fourmillements ; elle avait aussi des sensations de froid.

Cet état dure un an sans aggravation notable, et alors surviennent de temps à autre des douleurs atroces dans la jambe gauche, il lui semble qu'on la broie dans un étau. Elles durent le temps d'un éclair, reparaissent toutes les deux ou trois minutes pendant un ou deux jours, principalement à l'approche des règles et pendant leur durée. Dans l'intervalle de ces accès, bien-être relatif, puisqu'il ne reste qu'un peu d'engourdissement. Elle n'a jamais eu de douleurs de tête. Depuis six mois environ l'engourdissement, les fourmillements, enfin tout ce qui a précédé les douleurs dans la jambe gauche, surviennent à droite.

Le 15 octobre 1866, elle fut prise d'un violent accès d'étouffement, accompagné de palpitations et suivi d'une perte de connaissance prolongée dont on eut quelque peine à la faire revenir, et vers cette époque les douleurs redoublèrent d'intensité et de fréquence. Nous insistons sur cet accès, car nous verrons bientôt un accès semblable emporter la malade.

Voyons maintenant l'état actuel, et passons en revue les différents organes.

*Sens : vue.* — La vue est parfaite, la malade peut travailler sans fatigue plusieurs heures de suite à un ouvrage très-délicat.

*Ouïe.* — Conservée.

*Odorat, goût.* — Intacts.

*Intelligence, mémoire.* — Aussi bonnes qu'auparavant.

*Sensibilité générale, tact.* — Les membres supérieurs ont leur sensibilité ; la sensibilité de la peau est retardée aux extrémités inférieures ; la malade sent les objets, mais un petit moment après qu'ils sont en contact avec ses téguments ; elle sent très-bien le sol sur lequel elle appuie.

La sensibilité à la douleur est également retardée.

Il y a hyperesthésie du sens température. Ainsi, le contact brusque d'un corps froid lui arrache des cris de douleur.

*Motilité.* — Les muscles se ressentent nécessairement de l'amaigrissement général. Quand la malade est au lit, elle fait exécuter à sa jambe droite tous les mouvements qu'on lui commande.

La jambe gauche n'obéit plus aussi bien à la volonté de la malade, elle ne peut la mettre où on lui ordonne de le faire qu'après des tentatives souvent répétées. L'énergie de contraction est conservée.

La malade se lève seule et peut marcher quelque temps, mais la marche est très-difficile; la jambe gauche est agitée de mouvements désordonnés, et il est nécessaire que la malade la regarde pour la mettre où elle veut; les yeux fermés, elle ne peut le faire. Elle se traîne de lit en lit, et tomberait à chaque instant si elle ne se cramponnait aux barreaux.

Du côté des membres supérieurs, rien à noter.

Les fonctions digestives sont en mauvais état, mais on doit attribuer cet état à son affection pulmonaire. L'appétit est diminué et capricieux, les digestions sont languissantes; comme nous l'avons dit, il y a de la diarrhée, la miction est régulière. Vers le 20 septembre, la malade a eu un accès semblable à celui qu'elle a déjà eu il y a un an. Le 15 octobre, il nous est permis d'être témoin d'un de ces accès : la malade est dans un état d'anxiété extrême, la face est cyanosée, les jugulaires gonflées, la respiration brusque et saccadée, le cœur bat tumultueusement, le pouls est petit, filiforme; enfin, tous les symptômes que Beau rattachait à l'asystolie. Cet état dure quelques heures et la malade succombe.

*Autopsie.* — A l'ouverture de la poitrine on constate une adhérence très-étendue du poumon droit, le tissu est engoué. Au sommet droit, caverne assez grande et pleine de mucosités purulentes; à gauche, quelques adhérences et infiltrations tuberculeuses du sommet.

Le cœur est distendu par du sang noir et fluide; il existe d'énormes caillots fibrineux.

Rien d'anormal aux orifices.

*Examen de la moelle.* — Si l'on fend la dure-mère spinale, on trouve, surtout en haut et en arrière, un épaississement et une injection des membranes internes; plaques laiteuses épaisses, adhérences considérables à la moelle et à la dure-mère; la moelle semble diminuée de volume.

En faisant une coupe à la partie supérieure, on voit les cordons antérieurs à l'état normal, comme couleur et consistance. Les cordons postérieurs, très-bien limités, offrent une teinte grise, demi-transparente, gélatineuse.

Quelques points blancs indiquent la présence de tubes nerveux non encore atrophiés. Même chose tout le long de l'axe spinal.

Les racines postérieures, grises et demi-transparentes, sont diminuées de volume ; et si, dans l'état normal, elles sont aux racines antérieures comme 3 est à 1, elles ne sont plus par rapport à elles comme 1 est à 3. Les nerfs de la queue de cheval présentent les mêmes altérations et les mêmes différences.

*Bulbe.* — Son volume est diminué, la pie-mère est rouge, très-adhérente, rugueuse; les pyramides postérieures présentent les mêmes lésions aussi bien limitées que les racines postérieures. Cependant les parties latérales ont conservé leur aspect ordinaire. La pyramide gauche paraît plus altérée que la droite, ce qui correspondrait à la plus grande intensité des phénomènes ataxiques à gauche, observés avant la mort.

*Cerveau.* — Rien de remarquable; il est à noter que les nerfs optiques, moteurs oculaires externes et communs ne sont nullement altérés.

*Examen microscopique.* — On prend une couche mince de la portion cervicale inférieure des cordons postérieurs ; on observe une diminution (très-notable) dans le nombre des tubes nerveux, car on n'en aperçoit que trois ou quatre sous le champ du microscope; entre eux une substance granuleuse amorphe très-abondante, les tubes très-variqueux sont entourés de gouttes de myélin formant des amas irréguliers ; une grande quantité de petits noyaux (névroglie de Virchow), des corps amyloïdes ronds et ovales, très-réfringents, offrant une coloration violacée par le carmin et laissant voir leurs couches concentriques caractéristiques.

Les douleurs et l'ataxie ne surviennent qu'un an après, et ce n'est que deux ans et demi ensuite que la jambe droite commence à devenir malade à son tour.

Ce qu'il y a de remarquable, c'est l'intégrité parfaite de la vue conservée jusqu'aux derniers moments.

L'examen microscopique vient rendre compte des lésions observées pendant la vie. Ainsi, pas la moindre altération du côté du nerf optique, pas plus que des nerfs oculo-moteurs ; lésions du bulbe plus prononcées à gauche qu'à droite, se rapportant à la prédominance de l'ataxie; à gauche, sclérose des cordons postérieurs.

Ici, tout au contraire, la maladie a marché lentement et cependant l'affection reste toute locale, les cordons postérieurs de la moelle sont bien pris dans toute leur étendue, le bulbe lui-même est touché, et pourtant les nerfs crâniens sont intacts et jamais la malade n'a présenté de troubles de la vue.

Ainsi donc la conclusion de tout ceci est que s'il existe des ataxies locomotrices progressives, affections toutes locales et qui n'atteignent que les cordons postérieurs de la moelle, il en est d'autres où la maladie est générale d'emblée, et où le système nerveux est frappé dans toute son étendue dès le début ; c'est pour ces cas que l'étude des lésions oculaires est le plus nécessaire, c'est elle qui permet d'établir la distinction que nous voulons établir entre l'ataxie locomotrice, affection purement locale et symptomatique d'une lésion des cordons postérieurs de la moelle et l'ataxie locomotrice progressive, maladie plus générale et où le système nerveux est atteint au début, à son centre comme à la périphérie.

[2003] —Paris. Imp. A.-E. Roquette et C⁰, 72-80, boulevard Montparnasse

9 782019 250324